Nita Kumari
Mubassar Fida

Morfologia facial na má oclusão de Classe II Divisão 1

Nita Kumari
Mubassar Fida

Morfologia facial na má oclusão de Classe II Divisão 1

ScienciaScripts

Imprint

Cover image: www.ingimage.com

This book is a translation from the original published under ISBN 978-3-330-33161-7.

Publisher:
Sciencia Scripts
is a trademark of
Dodo Books Indian Ocean Ltd. and OmniScriptum S.R.L publishing group

120 High Road, East Finchley, London, N2 9ED, United Kingdom
Str. Armeneasca 28/1, office 1, Chisinau MD-2012, Republic of Moldova, Europe
Printed at: see last page
ISBN: 978-620-8-19866-4

Morfologia facial na má oclusão de Classe II Divisão 1

de:

Dr.ª Nita Kumari
BDS (Ortodontia)

Dr. Mubassar Fida
BDS, MCPS, FCPS (ortodontia)

CARTAS:

Este livro é carinhosamente dedicado aos meus pais, o meu pai, Sr. Amar Lal, e a minha mãe, Durga. O seu apoio e encorajamento inabaláveis acompanharam-me ao longo de toda a minha vida.

Este livro é também dedicado ao meu querido e atencioso irmão, Dr. Jagdesh Bathija, e aos meus colegas de residência, que não foram apenas colegas de profissão, mas também professores, amigos e familiares.

E por último, mas não menos importante, estou muito grata ao meu fiel marido Avenash Mandhan. Ele é o pilar e a fonte da minha felicidade. O seu amor e apoio permitiram-me concluir este livro sem quaisquer queixas ou arrependimentos.

~ Nita

Índice

LISTA DE ABREVIATURAS

Abreviaturas	Termos e condições
II/1	Classe II Divisão 1
II/2	Classe II Divisão 2
LAFH	Altura inferior da parte da frente do rosto
OSA	Apneia obstrutiva do sono
MP-SN	Ângulo no plano do maxilar inferior
Ba-S-N.	Flexão da base do crânio
S-Ba-N	Ângulo posterior da base do crânio
SNB	Ângulo que mostra a relação do maxilar inferior com a base do crânio
SNA	Ângulo que mostra a relação do maxilar superior com a base do crânio
ANB	Ângulo que mostra a relação entre o maxilar superior e o inferior
Ar-Gn	Comprimento da unidade maxilar inferior
Go-Gn	Comprimento do corpo mandibular
AF-BF	Avaliação da má posição sagital da mandíbula
Ar-Pog	Comprimento da unidade maxilar inferior
L1-MP	Ângulo entre o incisivo inferior e o plano mandibular
SN-MP	Ângulo entre o plano mandibular e o plano SN
LAMdH	Altura mandibular anterior inferior
UAMxH	Altura maxilar anterior superior
PP:Go-Me	Ângulo no plano basal
Ar-Go	Altura do maxilar inferior
S-N:PP	Ângulo entre o plano palatino e o plano SN
N-Me	Altura da parte da frente do rosto

INTRODUÇÃO:

A informação detalhada sobre os factores esqueléticos e dentários que contribuem para a má oclusão é crucial, uma vez que estes elementos podem influenciar o planeamento do tratamento ortodôntico. Os pacientes com má oclusão podem apresentar variações nos componentes esqueléticos nas dimensões vertical e sagital. Na dimensão vertical, as relações dos maxilares podem apresentar padrões faciais normodivergentes, hiperdivergentes e hipodivergentes, representando faces normais, longas e curtas, respetivamente, dependendo da posição do esqueleto.[1] Da mesma forma, as relações maxilares no plano sagital podem ser classificadas em classes I, II e III, dependendo da posição relativa da maxila e da mandíbula. [23]Angle categorizou a má oclusão em três classes, de acordo com a posição dos primeiros molares permanentes superiores e inferiores no plano sagital. Numa má oclusão de Classe I, a cúspide mesiovestibular do primeiro molar permanente superior encontra-se sobre o sulco vestibular do primeiro molar permanente inferior. Numa má oclusão de Classe II, a cúspide mesiovestibular do primeiro molar permanente superior situa-se mesialmente ao sulco vestibular do primeiro molar permanente inferior **(Apêndice A)**. Em uma má oclusão de Classe III, a cúspide mesiovestibular do primeiro molar permanente superior fica distal ao sulco vestibular do primeiro molar permanente inferior. A Classe II é ainda subdividida em duas áreas: Classe II divisão 1 (II/1), na qual os incisivos superiores são inclinados, resultando em maior sobremordida, e Classe II divisão 2 (II/2), na qual os incisivos superiores são inclinados para trás, resultando em menor sobremordida. A sobremordida é medida como um importante indicador da relação sagital em pacientes com má oclusão de Classe II/1 **(Apêndice B)**. [4] Um estudo local realizado em pacientes no Paquistão descobriu que 70,5% dos pacientes tinham má oclusão de Classe II, e 66,6% dos pacientes com má oclusão de Classe II apresentavam sobremordida aumentada.[5] Essa desarmonia comum é de extrema importância para o ortodontista.

Existem inúmeros estudos que investigam os factores verticais e ântero-posteriores em pacientes com más oclusões de Classe II.[6-8] Foram relatados resultados variados, alguns dos quais mostraram que a maxila era protrusiva nas más oclusões de Classe II/1.[9] Noutros estudos, a maxila foi relatada como estando numa posição normal em relação à base do crânio e a mandíbula era retrusiva.[8] No entanto, alguns estudos concluíram que a forma esquelética da Classe II é devida tanto à protrusão maxilar quanto à retrusão mandibular. [7,9,1011]Segundo Saltaji et al, as médias e os desvios-padrão de S-Go/N-Me, S-N:Go-Me, Ar Go Me e N S Gn (Y) em indivíduos da Classe II com sobremordida aumentada foram 63,855 ± 3,305, 34,395 ± 4,455, 125,07 ± 6,12 e 68,875 ± 3,04, respetivamente.

APÊNDICE A: MÁ OCLUSÃO DE CLASSE II

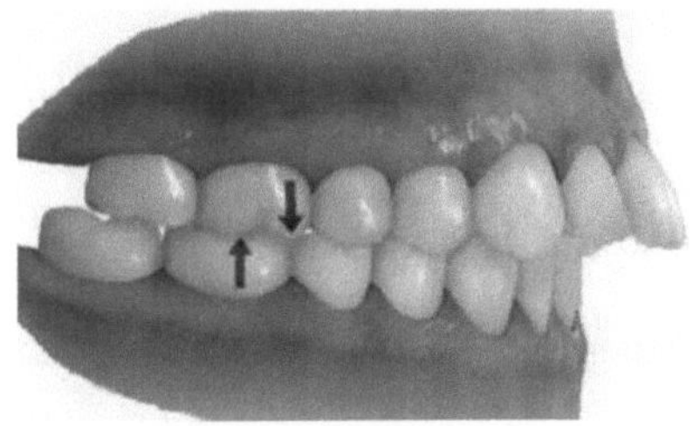

ANEXO B: SUPER-JACTO

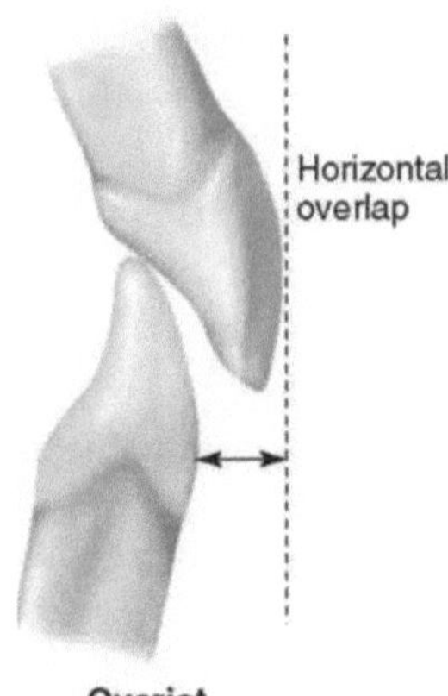

UMA PANORÂMICA DA LITERATURA:

MORFOLOGIA DO ROSTO:

O tratamento ortodôntico das más oclusões tem três objectivos principais: Melhorar o sorriso e a estética facial e, consequentemente, o bem-estar social e a qualidade de vida do indivíduo, criar uma oclusão e função normais para alcançar uma eficiência funcional óptima e estabilidade dos resultados obtidos no final do tratamento ortodôntico, colocando os dentes dentro dos limites fisiológicos. Por conseguinte, o tratamento ortodôntico não tem apenas como objetivo melhorar a posição dos dentes, mas também a estética facial.

Um exame completo da face pode melhorar o diagnóstico, o planeamento do tratamento e o resultado do tratamento e evitar efeitos contraditórios na estética facial. A prática ortodôntica continua a dominar novas inovações e tecnologias relacionadas com a avaliação e consideração das proporções faciais (ou seja, nas dimensões sagital, vertical e transversal).[12] Além disso, o crescimento vertical como componente do crescimento facial tornou-se um tópico de grande importância para os ortodontistas, uma vez que o não controlo do crescimento vertical conduz frequentemente a resultados comprometidos e os défices ou excessos verticais extremos requerem intervenção cirúrgica.

Conceitos de crescimento normal na morfologia facial vertical:

Várias teorias tentam esclarecer os factores determinantes do crescimento craniofacial:

- Teoria da sutura[13]
- Teoria da cartilagem[14]
- Teoria da matriz funcional[15]
- Teoria do servo-sistema do crescimento craniofacial[16,17]

1. Teoria de Sutur:

[13]Sicher considerou as suturas como centros primários de crescimento e assumiu que a translação da maxila ocorre sob as tensões geradas pelo crescimento nas suturas. Para que esta afirmação fosse verdadeira, o crescimento nas suturas teria de ocorrer de forma autónoma e não sob controlo ambiental e, além disso, não seríamos capazes de regular o crescimento nestes locais. Por outro lado, as evidências mostram que essa teoria é inadequada, pois não se observa crescimento latente intrínseco em estudos experimentais de transplante de tecido de sutura. Além disso, o crescimento na região da sutura responde a influências ambientais, como a rápida expansão da região maxilar e a restrição da região maxilar pelo aparelho extrabucal.

2. Teoria da cartilagem:

A teoria da cartilagem afirma que a cartilagem é o único local acomodatício, secundário e compensatório de formação e crescimento ósseo. [14]De acordo com Scott , que fundou esta teoria em resposta à desilusão com a teoria sutural, os principais factores que controlam o crescimento do esqueleto craniofacial são as cartilagens da base do crânio e especialmente a cartilagem do septo nasal, que empurra a face média para baixo e para a frente desde a fase pré-natal até cerca dos três a quatro anos de idade. Ele também sugeriu que as sincondroses da base do crânio têm uma influência duradoura no crescimento do crânio facial. A sincondrose esfeno-etmoidal afeta o crescimento até a idade de seis a sete anos, e a sincondrose esfeno-occipital afeta o crescimento até a adolescência. Além disso, sugeriu que as cartilagens condilares também controlam o crescimento da mandíbula, uma vez que movem a mandíbula para baixo e para a frente.

Experiências de transplante mostram que nem toda a cartilagem tem o mesmo potencial de crescimento.[18] Por exemplo, a cartilagem nasal continua a desenvolver-se como cartilagem da placa epifisária quando transplantada para um novo local, sugerindo que tem um potencial de crescimento intrínseco.[19] Por outro lado, pouco ou nenhum crescimento foi observado quando a cartilagem condilar foi transplantada.[18]

3. Teoria da matriz funcional:

[15]Moss propôs que a cartilagem do côndilo mandibular e a cartilagem do septo nasal não são os principais determinantes do crescimento da mandíbula. Em alternativa, propôs que o crescimento facial ocorre em resposta a exigências funcionais e é facilitado pelos tecidos moles em que os maxilares estão inseridos. Simplificando, ele argumentou que à medida que os tecidos moles crescem, tanto o osso como a cartilagem crescem. Ele supôs que todo o controlo genético interno reside nos tecidos moles. Por exemplo, o crescimento dos olhos leva ao crescimento da órbita, e as tensões do crescimento do cérebro dividem os ossos do crânio nas suturas, pelo que o osso fresco preenche passivamente esses locais, aumentando o tamanho do crânio. Além disso, propôs que o crescimento da maxila e da mandíbula é determinado principalmente pela expansão das cavidades nasal e oral devido a exigências funcionais. O crescimento da mandíbula é influenciado pela cicatrização dos tecidos moles e pela anquilose, o que favorece a teoria da matriz funcional.

4. Teoria dos servo-sistemas:

[17]Petrovic desenvolveu a teoria do servo-sistema do crescimento craniofacial para compreender a complexidade dos muitos factores que influenciam o crescimento craniofacial, incluindo a cartilagem primária, os músculos

mastigatórios, a língua, as suturas, o crescimento, as hormonas sexuais e a propriocepção neural. Discutiu a forma como o crescimento do côndilo mandibular é altamente sensível a influências sistémicas externas e a estímulos biomecânicos e funcionais locais devido à natureza da cartilagem secundária.

A teoria do servo-sistema propõe vários mecanismos que influenciam a morfologia da região craniofacial. Em primeiro lugar, as cartilagens da base do crânio e do septo nasal, que são as cartilagens primárias, predominantemente sob a influência de propriedades inerentes às células e aos tecidos e externamente sob a influência do sistema endócrino, fazem com que a face média cresça para baixo e para a frente. Por conseguinte, a arcada dentária maxilar cresce numa posição ligeiramente mais anterior, resultando numa ligeira discrepância entre as arcadas dentárias maxilar e mandibular. Além disso, esta discrepância oclusal é sentida por proprioceptores na articulação temporomandibular e no periodonto, estimulando os músculos pterigoide lateral e masseter. Estes músculos salientes da mandíbula estimulam então diretamente a cartilagem do côndilo mandibular e aumentam indiretamente o seu crescimento através da vascularização da articulação temporomandibular. Além disso, os factores hormonais estimulam direta e indiretamente a função muscular e a reação da cartilagem condilar. Esta sequência só termina quando o crescimento da face média pára e os correspondentes estímulos externos, hormonais e funcionais deixam de ser favoráveis. Durante a fase de crescimento, o maxilar superior e o maxilar inferior sofrem uma série de processos de remodelação. Deslocam-se para baixo e para a frente em relação à base do crânio e são regulados por uma mistura de matriz de tecidos moles e cartilagem.

Síndromes da face longa e curta:

[20]Björk efectuou uma análise cefalométrica longitudinal por implantação para avaliar as alterações no crescimento mandibular humano. Descobriu que o crescimento mandibular pós-natal é caracterizado por variações extensas que regulam fortemente as dimensões verticais e sagitais do complexo craniofacial. Além disso, relatou que esta variação nas dimensões faciais está intimamente relacionada com a direção e a extensão do crescimento dos côndilos mandibulares. Ele propôs sete fatores que influenciam mais fortemente a direção do crescimento mandibular, incluindo os ângulos intermolares e interpremolares, o ângulo entre os incisivos, a inclinação da sínfise mandibular, a altura facial anterior inferior, a forma da margem mandibular, a inclinação da cabeça do côndilo e a curvatura do canal mandibular.[21]

[2223]O crescimento dos côndilos pode ocorrer em direcções verticais e horizontais extremas, resultando em morfologias craniofaciais verticais que foram classificadas como síndrome da face longa e síndrome da face curta, respetivamente. Os indivíduos com rotação excessiva da mandíbula para a frente são caracterizados por uma altura facial posterior elevada, uma altura facial anterior inferior curta, um plano palatino horizontal, um ângulo agudo do plano mandibular, uma mordida profunda, uma face curta, uma aparência demasiado fechada e apinhamento dos incisivos. Nos indivíduos com uma rotação excessiva da mandíbula para trás, a altura anterior é superior à altura posterior e o indivíduo caracteriza-se por uma face longa, uma altura facial anterior inferior excessiva, uma inclinação descendente do plano palatino para a região posterior, um ângulo obtuso da mandíbula, uma mordida aberta e um apinhamento dos incisivos.[22,23]

Influências genéticas na morfologia vertical da face:

A morfologia global da região craniofacial é em grande parte determinada geneticamente e parcialmente influenciada por factores ambientais.[24,25] A natureza complexa da herança multifatorial é uma das dificuldades associadas ao estudo do papel da hereditariedade no perfil facial.

[26]Johannsdottir et al. descreveram que os gémeos têm uma maior hereditariedade da morfologia craniofacial. Também confirmaram que as caraterísticas hereditárias afectam principalmente a posição mandibular, a altura facial posterior e anterior e as proporções da base do crânio.

[27]Miura et al. descreveram que as caraterísticas morfológicas hereditárias são determinadas principalmente na base do crânio, mas também foram encontradas caraterísticas hereditárias para a forma da arcada dentária, da mandíbula e do complexo naso-mandibular.

[28]Zhou et al. investigaram a relação entre o tamanho da mandíbula na população chinesa e a sua influência genética. Analisaram o gene do recetor da hormona do crescimento e identificaram seis marcadores para polimorfismos de nucleótido único. Verificaram também que o polimorfismo CC I526L era responsável pelas anomalias da altura mandibular na amostra chinesa. Verificaram que o genótipo CC está associado a uma mandíbula mais comprida, enquanto o genótipo AA tem uma mandíbula mais curta.

[29]Liu et al. identificaram cinco loci genéticos autónomos associados a diferentes fenótipos faciais, o que significa que cinco genes (C5orf50, TP63, PRDM16, PAX3 e COL17A1) contribuem para a formação do rosto humano.

A literatura mostra assim uma ligação entre a genética e o controlo da morfologia facial. No entanto, são necessários mais estudos genéticos para identificar indicadores genéticos analíticos adequados para aplicações práticas, como o diagnóstico médico e a futura investigação forense.

A influência dos músculos mastigatórios na morfologia facial vertical:

De acordo com esta teoria, o músculo influencia o crescimento ósseo enquanto tecido que afecta a vascularização do osso e enquanto elemento de força. Afirma-se também que a musculatura é influenciada pela alimentação. Por conseguinte, foram efectuados estudos em animais para investigar os efeitos dos músculos da mastigação no crescimento do crânio, reduzindo a carga sobre o crânio durante a mastigação quando os animais eram alimentados com uma dieta mole.[30,31] A carga funcional reduzida sobre os animais devido à dieta mole levou a alterações estruturais nos músculos mastigatórios em termos de tipos de fibras musculares e redução de tamanho. A baixa força de mordida medida em animais com funcionalidade reduzida pode ser explicada por estas alterações nos músculos mastigatórios. [3233]Do mesmo modo, Engstrom et al. demonstraram que a redução das exigências funcionais provoca alterações nas dimensões alveolares, incluindo a altura e a espessura do osso alveolar.

[34]Kiliaridis et al. mostraram que a redução da carga funcional resultou em alterações morfológicas detectáveis radiograficamente, que incluíram a rotação para cima do viscerocrânio superior e a redução do crescimento do ângulo mandibular. [35]Da mesma forma, Watt & Williams avaliaram os efeitos da função muscular na maxila de ratos e encontraram uma redução na largura transversal do palato.

[36]Um estudo experimental de Mateus et al. mostrou que a ausência de atividade muscular num dos lados da face conduz a anomalias na estrutura facial de coelhos em desenvolvimento. [15]Este facto apoia a teoria da matriz funcional, segundo a qual forças diferentes em cada metade da face podem causar assimetria facial. [37]Bouvier & Hylander investigaram os efeitos das alterações funcionais na

articulação temporomandibular em animais em crescimento, variando a consistência da dieta. Foram encontradas diferenças significativas no comprimento dos côndilos entre os grupos, com côndilos mais pequenos no grupo dos alimentos macios. Os resultados deste estudo sugerem que uma baixa função mastigatória leva a um crescimento condilar reduzido.

[38]Kiliaridis et al. realizaram um estudo em humanos e mostraram que as pessoas com atividade muscular mastigatória aumentada e desgaste dentário avançado se caracterizam por um pequeno ângulo intermaxilar, uma face inferior curta e um pequeno ângulo palatino em comparação com grupos de controlo normais.

[39]No entanto, um estudo efectuado por Proffit et al. demonstrou que as pessoas com faces longas exercem uma força oclusal significativamente menor durante a mastigação, deglutição e força máxima do que as pessoas com dimensões faciais verticais normais. No entanto, em adultos com faces longas, a força oclusal era comparável à das crianças com faces longas e significativamente inferior à dos adultos com faces normais. Conclui-se, portanto, que os músculos mastigatórios podem influenciar o crescimento craniofacial em humanos quando a atividade muscular é aumentada, mas não significativamente quando essa atividade é reduzida.

O efeito dos hábitos anormais na morfologia facial vertical:

[40]Aznar et al. investigaram os efeitos do aleitamento materno precoce no crescimento do complexo craniofacial e relataram que a sucção do polegar estava associada a uma largura reduzida do arco maxilar e a uma maior profundidade do palato.

[41]Katz et al. investigaram a relação entre hábitos de sucção não-nutritiva, morfologia facial e oclusão dentária em 330 crianças brasileiras. Encontraram uma correlação entre hábitos de sucção e má oclusão, incluindo mordida anterior aberta, sobremordida alargada e mordida cruzada na região posterior.

[42]Brattstrom et al. investigaram os efeitos da atividade muscular orofacial e o aumento da ventilação associado à execução de instrumentos de sopro na morfologia das estruturas dentofaciais. Foram encontradas diferenças significativas entre os músicos e um grupo de controlo. Os músicos apresentavam arcadas dentárias mais largas e uma altura facial anterior mais baixa. Os resultados foram atribuídos ao aumento da pressão intra-oral e ao aumento da atividade dos músculos orais como resultado de tocar instrumentos de sopro. Da mesma forma, a hiperfunção das vias aéreas e a hiperatividade dos músculos faciais em cantores profissionais de ópera afectam a morfologia do sistema dentoalveolar, resultando numa menor altura facial.[43]

A influência do padrão respiratório na morfologia facial vertical:

[44]Yamada et al. investigaram os efeitos da obstrução nasofaríngea no crescimento do complexo craniofacial. Eles descobriram que a obstrução nasofaríngea estava associada ao crescimento para cima e para trás dos côndilos, rotação mandibular e mandibular, ângulo palatino divergente, separação do arco anterior inferior e mordida aberta anterior.

A presença de uma obstrução no sistema respiratório, por exemplo, na garganta ou no nariz, leva à obstrução das vias respiratórias e a pessoa é forçada a respirar pela boca. A respiração pela boca leva a uma alteração da posição do crânio para compensar a redução do fluxo de ar nasal e assegurar uma respiração adequada.[45] Isto resulta na descida do maxilar inferior e na descida da língua ou na sua posição para a frente, o que é normalmente acompanhado por uma diminuição do tónus da musculatura orofacial.[46] Isto leva a anomalias e desarmonias no crescimento e desenvolvimento das estruturas orofaciais, incluindo o estreitamento do maxilar superior, o crescimento para baixo e para trás do maxilar inferior, a protrusão dos incisivos superiores e alterações na posição da cabeça em relação ao pescoço.[47]

Um exemplo clínico clássico de uma possível relação entre o crescimento craniofacial e a obstrução das vias respiratórias é o paciente com uma face adenoide.[48,49] Estes doentes têm tipicamente lábios malformados, um nariz pequeno, narinas pouco desenvolvidas, um lábio superior curto, incisivos superiores inclinados, uma arcada maxilar estreita em forma de V, uma abóbada palatina alta e uma má oclusão de Classe II.

Estudos retrospectivos de anamnese também forneceram evidências de uma conexão entre a morfologia craniofacial e problemas nas vias aéreas. [50]Quick e Gundlach dividiram 113 pacientes ortodônticos em dois grupos: 62 com um ângulo mandibular alto e 51 com um ângulo mandibular baixo. Cada paciente recebeu um questionário médico e a análise dos dados revelou que 63% dos pacientes com um ângulo mandibular alto tinham um distúrbio nasofaríngeo, mas apenas 23% dos pacientes com um ângulo mandibular baixo tinham um distúrbio nasofaríngeo. A análise cefalométrica dos dois grupos mostrou que a nasofaringe era mais pequena nos doentes com face longa, pelo que mesmo uma ligeira hipertrofia da adenoide poderia causar sintomas de obstrução das vias respiratórias superiores.

[51]Além disso, Linder-Aronson e Backstrom estudaram 115 crianças para comparar o fechamento dentário em respiradores orais e nasais e investigaram os efeitos da resistência nasal nas proporções faciais. Eles descobriram que crianças com mandíbulas longas e estreitas tinham maior resistência nasal. A altura do palato era maior nas crianças que respiravam habitualmente pela boca, mas não foi encontrada uma correlação direta entre os hábitos de respiração bucal e a má oclusão.

[52]Linder-Aronson comparou crianças que necessitaram de adenoidectomia com um grupo de controlo de idade comparável. Avaliou a prevalência da face adenoideana clássica e reconheceu uma correlação entre a obstrução das vias respiratórias devido à hipertrofia adenoideana e as condições dentofaciais. Oitenta e uma crianças foram examinadas antes e depois da adenoidectomia e comparadas com 81 indivíduos de controlo de um grupo etário comparável. Vinte e cinco por cento dos doentes submetidos a adenoidectomia apresentavam uma face adenoideia e foram classificados como tendo uma face estreita e longa e lábios incompletos, enquanto estas caraterísticas foram encontradas em 4% dos doentes do grupo de controlo.

[53]Além disso, Linder-Aronson acompanhou indivíduos que tinham sido submetidos a adenoidectomia um ano após a cirurgia para investigar se a remoção da obstrução das vias aéreas nasais levava à restauração do crescimento facial normal. Vinte e sete crianças que fizeram a transição para a respiração nasal foram comparadas com controlos que respiravam por via nasal. Um ano após a adenoidectomia, foram observadas alterações significativas na largura da arcada dentária e no ângulo do plano maxilar, resultando numa diminuição da altura facial. Concluiu que uma alteração no equilíbrio entre as forças exercidas pelos lábios e pela língua levou a uma melhoria da altura facial.

[54]Dunn et al. analisaram os cefalogramas frontais e laterais de 33 gémeos idênticos com 712 anos de idade para investigar a relação entre o tamanho da via

aérea nasofaríngea e a morfologia mandibular. Encontraram uma correlação entre a permeabilidade nasofaríngea comprometida e a morfologia mandibular: quando a permeabilidade nasofaríngea diminuía, o ângulo palatino tendia a aumentar. Estes resultados apoiam a teoria de que os aspectos ambientais e funcionais são decisivos para a morfologia craniofacial.

Embora muitos estudos tenham demonstrado a relação entre a obstrução das vias aéreas nasais e o desenvolvimento facial, o significado ortodôntico da obstrução nasal e o seu efeito no crescimento facial permanecem controversos. [55]Koski e Lahdemaki analisaram 15 radiografias cefalométricas laterais de crianças com adenoides hipertróficas e encontraram uma redução no ângulo do frontão. [56]Handelman e Osborne também não encontraram correlação entre a obstrução das vias aéreas e o ângulo mandibular em seu estudo com crianças de 9 meses a 18 anos.

[57]Num estudo recente de Souki et al., foram investigadas as diferenças cefalométricas em crianças respiradoras bucais com dentição primária e mista. A amostra incluiu um grupo comparável de 126 crianças respiradoras nasais e bucais. A respiração bucal foi confirmada após um exame endoscópico e clínico otorrinolaringológico. Os resultados do estudo mostraram que, no grupo de crianças com dentição decídua, os respiradores bucais tinham uma altura maior dos dentes anteriores inferiores. No entanto, os respiradores orais com dentição mista apresentavam um maxilar inferior mais pequeno.

Por conseguinte, foram realizados vários estudos com diferentes focos para determinar a relação entre a obstrução das vias aéreas e a morfologia facial vertical. Os estudos anteriores produziram resultados notáveis, mas também levantaram questões difíceis que destacam a relação potencial entre a obstrução das vias aéreas e a morfologia craniofacial e incentivam novas pesquisas.

MORFOLOGIA FACIAL VERTICAL E CLASSE II MALOCCLUSÃO:

Os componentes verticais e ântero-posteriores de pacientes com má oclusão de Classe II foram investigados em vários estudos. [6]Hassan realizou um estudo para analisar as caraterísticas cefalométricas dentárias e esqueléticas associadas à má oclusão de Classe II Divisão 1 em residentes da Arábia Saudita na região ocidental. Examinou 149 radiografias cefalométricas laterais, incluindo 62 filmes de crianças com oclusão normal e 85 filmes de crianças com má oclusão de Classe II/1 com idades compreendidas entre os 10 e os 13 anos. Verificou que uma maxila prognata e uma mandíbula normalmente posicionada em relação à base anterior do crânio eram caraterísticas comuns dos indivíduos com Classe II/1. Além disso, os incisivos superiores eram inclinados e os incisivos inferiores tinham uma inclinação normal. O ângulo da base do crânio era quase idêntico em ambos os grupos.

[7]Al-Khatib e Al-Khatib realizaram um estudo para investigar as caraterísticas esqueléticas e dentárias da Classe II/2 e II/1 nas dimensões vertical e anteroposterior. Foram utilizadas 551 radiografias cefalométricas laterais, incluindo 258 filmes para a Classe II/2 e 293 filmes para a Classe II/1. Os filmes cefalométricos laterais foram traçados e analisados. Os resultados mostraram uma maxila prognática em ambos os casos. Os indivíduos da Classe II/2

apresentavam mandíbula ortognática e os indivíduos da Classe II/1 apresentavam mandíbula retrognática. Na dimensão vertical, os pacientes com má oclusão de Classe II/2 apresentaram uma diminuição significativa da altura facial anterior inferior. Em contrapartida, os pacientes com má oclusão de Classe II/1 apresentaram um aumento significativo da AFAI. Na Classe II/2, o ângulo entre os incisivos estava significativamente aumentado e os incisivos inferiores estavam numa posição normal. Em contrapartida, nos pacientes com má oclusão de Classe II/1, o ângulo entre os incisivos estava reduzido e os incisivos inferiores estavam inclinados. Assim, a má oclusão de Classe II/2 pode ser classificada como uma entidade isolada que difere das Classes II/1 e I em quase todos os aspectos dentários e esqueléticos. O padrão esquelético de Classe II, o ângulo obtuso dos incisivos, a mordida profunda esquelética e a AAFI reduzida foram caraterísticas comuns da Classe II/2, enquanto o ângulo agudo dos incisivos, o padrão esquelético de Classe II e a AAFI aumentada foram caraterísticas comuns da Classe II/1.

[8]McNamara realizou uma avaliação cefalométrica transversal lateral das caraterísticas da má oclusão de Classe II em crianças de 8 a 10 anos de idade. Ele relatou que a retrusão mandibular e o excesso de AFAI estavam entre as caraterísticas mais comuns. Na maioria dos casos, a maxila estava em posição neutra, e o prognatismo maxilar foi observado em apenas uma pequena percentagem de casos.

[10]Pancherz et al. compararam as caraterísticas dentárias e esqueléticas de 156 más oclusões de Classe II/2 e 347 más oclusões de Classe II/1, utilizando imagens cefalométricas laterais de crianças com idades entre 8-10 anos e 11-13 anos. Foram encontradas diferenças significativas nos achados. Foram observadas relações hipodivergentes e hiperdivergentes, bem como relações esqueléticas das bases mandibulares de Classe II e III em ambos os grupos. Um grande número de casos apresentou retrusão mandibular (Classe II/2: 49% das crianças mais velhas e 48% das mais novas; Classe II/1: 29% das crianças mais velhas e 48% das mais novas) e baixa altura facial inferior (97-100%). A partir disso, concluíram que não havia diferenças na morfologia dentária entre as Classes II/2 e II/1, com exceção da posição dos incisivos superiores.

[58]Carlsen examinou a morfologia do complexo craniofacial em crianças com e sem mordida profunda que tinham uma má oclusão de Classe II Classe 1. Comparou estas crianças com um grupo de controlo de crianças com caraterísticas oclusais normais. As crianças com uma má oclusão de Classe II/1 tinham um posicionamento distal da base mandibular devido ao comprimento reduzido do corpo mandibular. As crianças com má oclusão de Classe II com mordida profunda diferiam do grupo de controlo na relação distal entre o pogónio e os pontos A, na relação distal entre os pontos A e B e na discrepância do comprimento dos corpos mandibular e maxilar. As crianças da classe II sem mordida profunda diferiram significativamente do grupo de controlo por um menor ângulo entre a base anterior do crânio e o plano nasal e uma relação distal

entre os pontos A e B. Algumas diferenças craniofaciais entre os grupos da Classe II podem ser explicadas pelo maior ângulo MP-SN nas crianças sem mordida profunda, que está associado a uma maior altura facial anterior inferior, a uma maior altura dos incisivos inferiores e superiores e a uma relação distal mais pronunciada entre o pogónio e os pontos A.

[59]Kim e Nielsen investigaram a extensão da rotação mandibular, a intensidade do crescimento dos côndilos e a sua relação entre si em trinta e dois indivíduos não tratados com má oclusão de Classe II. Foram utilizadas radiografias cefalométricas laterais seriadas para medir o crescimento dos côndilos entre as idades de 8 e 13 anos. A rotação mandibular normal foi de -0,6 graus ± 0,6/ano nas raparigas e -0,8 graus ± 0,5/ano nos rapazes, com uma variação individual significativa. Na idade de 8,5 a 12,5 anos, a taxa normal de crescimento do côndilo foi de 2-3 mm/ano. A rotação para a frente foi observada em 90% dos pacientes. Não houve uma correlação clara entre a taxa de crescimento do côndilo e a rotação mandibular. Os autores sugeriram que os ortodontistas deveriam adotar uma abordagem conservadora ao avaliar a duração do tratamento de pacientes com más oclusões de Classe II, devido às marcantes diferenças individuais.

[60]Ishii et al. realizaram um estudo em raparigas japonesas com malformações de Classe II/1 para determinar as suas caraterísticas craniofaciais. Analisaram cento e noventa radiografias cefalométricas laterais e dividiram os indivíduos, com

idades compreendidas entre os 7,6 e os 15,10 anos, em três grupos, de acordo com a sua dentição. Os parâmetros cefalométricos laterais foram comparados com os valores de referência japoneses estabelecidos para a Classe I. Verificaram que os indivíduos com uma mordida de Classe II/1 apresentavam um ângulo do plano mandibular significativamente aumentado, um ângulo SNB pequeno e uma protrusão mandibular curta. Concluíram, assim, que as raparigas com Classe II/1 têm um ângulo facial elevado associado a um espasmo mandibular curto.

[61]Sayin e Turkkahraman efectuaram um estudo para descobrir se os doentes com esqueleto e dentição de Classe II/1 têm caraterísticas craniofaciais especiais. Foram examinadas e analisadas as radiografias cefalométricas de 40 mulheres em gestação. Foram encontradas grandes variações em quase todas as medidas cefalométricas. No entanto, as pacientes de Classe II/1 caracterizavam-se por um posicionamento posterior e rotação da mandíbula, incisivos mandibulares salientes e um ângulo da base do crânio alargado.

[4]Zupancic et al. salientaram que as relações esqueléticas sagitais nem sempre correspondem às relações dentárias. Por isso, realizaram um estudo para determinar qual tipo de má oclusão tinha a maior correlação entre os parâmetros esqueléticos sagitais calculados a partir de radiografias cefalométricas laterais e a sobremordida. Oitenta e três indivíduos preencheram os critérios de inclusão. As relações esqueléticas sagitais foram analisadas em radiografias cefalométricas laterais e a sobremordida foi medida em impressões dentárias. Foram medidos o

ângulo ANB, a convexidade no ponto A e o score de Wits. Verificou-se que os valores da sobremordida e do ângulo ANB, da pontuação de Wits e da convexidade no ponto A estavam estatisticamente significativamente correlacionados de forma positiva. Concluíram que a sobremordida é um bom indicador da relação sagital da mandíbula em pacientes com dentição de Classe II/1.

[62]Karlsen e Krogstad estudaram dois grupos de mulheres, um com um rácio de base mandibular distal e outro com um rácio de base mandibular antero-posterior normal. Os indivíduos foram selecionados aos 6 anos de idade e comparados longitudinalmente até aos 18 anos de idade. O objetivo deste estudo foi comparar o crescimento entre os grupos e identificar os factores morfológicos que contribuem para a relação da base mandibular distal. Um grande ângulo MP-SN e um corpo mandibular curto foram as únicas anomalias com diferenças significativas entre os grupos. Em comparação com as relações anteroposteriores normais da base mandibular, a relação da base mandibular distal geralmente piorou com a idade. Entre os 6 e os 12 anos de idade, o crescimento longitudinal insuficiente do corpo mandibular contribuiu para a deterioração e, após os 12 anos de idade, a mandíbula cresceu mais verticalmente do que o normal.

[63]Siriwat e Jarabak investigaram as relações entre a morfologia facial e a má oclusão dentária e avaliaram o dimorfismo sexual nessas relações. Foram analisadas radiografias cefalométricas de 500 indivíduos; o rácio altura facial de Jarabak foi utilizado para determinar a morfologia craniofacial. Verificaram que

um padrão neutro prevaleceu nas más oclusões de grau I e II/1. No entanto, um padrão hipodivergente foi predominante nos graus II/2 e III. Além disso, relataram que o sexo masculino apresentou maior tendência ao prognatismo, enquanto o sexo feminino apresentou maior tendência ao ortognatismo e retrognatismo. A maioria das mulheres apresentou um padrão neutro, enquanto a maioria dos homens apresentou um padrão hipodivergente.

[64]Bacon et al. realizaram um estudo para investigar as variações da base do crânio envolvidas na organização do padrão facial da Classe II. A divergência facial, a forma e o tamanho da base do crânio foram comparados em dois grupos: um grupo de controlo homólogo de 41 indivíduos com oclusão natural ideal de Classe I e um grupo experimental de 45 indivíduos com anomalias dentoalveolares e esqueléticas de Classe II. Em ambos os grupos, a parte anterior da base do crânio era a mesma, mas na Classe II o ângulo posterior da base do crânio (S-Ba-N) era mais acentuado e a curvatura da base do crânio (ângulo Ba-S-N) era mais obtusa. No mesmo grupo, estas diferenças estavam associadas a uma posição mais retruída do colo do côndilo na face, favorecendo uma relação pós-normal entre a mandíbula e a maxila.

[65]Anderson e Popovich compararam 148 crianças com uma oclusão de Classe I e 68 crianças com uma má oclusão angular de Classe II de um estudo em série no Burlington Growth Centre. A altura do crânio, a curvatura da base do crânio, a altura e a posição da mandíbula em relação ao crânio foram comparadas aos 8, 12 e 16 anos de idade. No grupo da Classe II, a altura do crânio superior era

ligeiramente maior, o ângulo da base do crânio era significativamente maior, a altura do crânio inferior era ligeiramente menor, o maxilar inferior era significativamente mais posterior e o maxilar superior estava posicionado ligeiramente mais para trás.

[66]Riesmeijer et al. compararam dados craniofaciais longitudinais do Michigan Growth Study, do Fels Longitudinal Study e do Nijmegen Growth Study para um grupo de 12 indivíduos.
parâmetros craniofaciais em filmes cefalométricos laterais. A idade dos indivíduos variou entre 9 e 14 anos para o sexo masculino e entre 7 e 14 anos para o sexo feminino. Os resultados mostraram que os ângulos SNA e SN-GoMe foram maiores nos espécimes de Classe II. Nas faixas etárias mais jovens dos indivíduos da Classe II, observou-se uma mandíbula mais curta do que no grupo da Classe I. Não foram observadas diferenças no comprimento da mandíbula (Go-Gn) e no comprimento da mandíbula (Ar-Gn) nos espécimes mais velhos da Classe II em comparação com os espécimes da Classe I.

[67]Saltaji et al. investigaram o grau de correlação entre a relação sagital, determinada pela pontuação de Wits, ângulo supra-dentário e ângulo ANB, e a morfologia facial vertical em indivíduos com anomalias dentoalveolares e esqueléticas de Classe II. Foram obtidas impressões dentárias e radiografias cefalométricas laterais de 140 indivíduos não tratados com anomalias dentoalveolares e esqueléticas de Classe II. As dimensões esqueléticas sagitais e

as caraterísticas morfológicas verticais da face foram examinadas em radiografias cefalométricas laterais, e a sobremordida foi medida em impressões. Foram efectuadas análises de regressão linear simples e análises de regressão stepwise para determinar o significado estatístico da relação entre as caraterísticas morfológicas verticais da face e os parâmetros sagitais. A regressão linear revelou uma relação entre a sobremordida e as caraterísticas faciais verticais (os homens tinham um valor R2 de 0,47; as mulheres tinham um valor R2 de 0,55). A regressão linear simples revelou correlações estatisticamente significativas e moderadas entre todas as caraterísticas faciais verticais e a sobremordida. Assim, verificou-se que as caraterísticas morfológicas faciais verticais estão associadas à postura sagital; além disso, a postura sagital é um intérprete moderado do padrão morfológico facial vertical.

[11]Saltaji et al. investigaram a relação entre a sobremordida e a morfologia facial vertical em pacientes com Classe II não tratados. Foram analisadas radiografias cefalométricas laterais de 140 pacientes Classe II não tratados, com idades entre 8 e 11 anos. Toda a amostra foi dividida em três grupos de acordo com o tamanho do arco supraorbital medido em impressões dentárias: um grupo com um arco supraorbital normal (< 3 mm), um grupo com um arco supraorbital elevado (> 3 mm mas < 6 mm) e um grupo com um arco supraorbital extremo (> 6 mm). Foram calculados os valores médios e os desvios-padrão de 28 parâmetros analisados em radiografias cefalométricas laterais. Os indivíduos com sobremordida normal apresentaram uma inclinação posterior da maxila e um

padrão facial horizontal, enquanto os indivíduos com sobremordida aumentada apresentaram um padrão facial neutro. Em contraste, os indivíduos com sobremordida extrema apresentaram uma inclinação anterior da maxila e um padrão facial vertical. Em todos os três grupos, a mandíbula era retrognata e a maxila estava posicionada normalmente. Assim, foi encontrada uma correlação positiva entre a tendência para um padrão facial hiperdivergente e a extensão da sobremordida.

[68]Tanaka et al. examinaram a correlação entre os scores AF-BF e Wits com o ângulo ANB e confirmaram a influência do tipo facial nestes scores. As radiografias cefalométricas laterais de 118 indivíduos não tratados foram categorizadas em três grupos de acordo com o tipo facial (braquifacial, dolicofacial e mesofacial). Concluíram que o tipo facial não teve influência na correlação entre ANB e Wits e entre ANB e AF-BF, mas que o tipo facial influenciou as medidas de AF-BF, ANB e Wits.

[69]Banabilh et al. estudaram adultos malaios com e sem apneia obstrutiva do sono (AOS) e avaliaram a diferença na forma do perfil facial, na morfologia palatina e na classe de má oclusão. O estudo envolveu 120 adultos malaios com idades compreendidas entre os 18 e os 65 anos, que foram divididos em dois grupos. Os resultados mostraram que as pessoas com AOS eram significativamente mais propensas a ter uma má oclusão de Classe II e um perfil facial convexo. O palato em forma de V também era comum no grupo com AOS.

[70]Baccetti et al. compararam um grupo de 25 indivíduos não tratados que apresentavam má oclusão de Classe II na primeira dentição (caracterizada pela relação de Classe II entre os dentes decíduos, presença simultânea de um degrau distal e sobremordida aumentada) com um grupo de controlo de 22 indivíduos não tratados que apresentavam oclusão perfeita (relação de Classe I entre os dentes decíduos, plano terminal liso, sobremordida insignificante e sobremordida) num período dentário idêntico. Os pacientes foram acompanhados por 2,5 anos durante a transição da dentição decídua para a dentição mista, e nenhum tratamento ortodôntico foi realizado durante esse período. A análise oclusal do grupo Classe II mostrou uma discrepância transversal intercuspidal média na dentição decídua, devido à arcada maxilar estreita em relação à mandíbula. Na transição para a dentição mista, todos os sinais oclusais da Classe II foram exagerados ou mantidos. Na dentição decídua, o padrão esquelético da má oclusão de Classe II era geralmente caracterizado por um défice de tamanho da mandíbula e uma retrusão esquelética significativa da mandíbula. Durante o período do estudo, as alterações cefalométricas na amostra da Classe II consistiram num menor aumento do tamanho da mandíbula e num aumento significativamente maior da altura da maxila. Além disso, o grupo Classe II apresentou uma maior inclinação posterior e para baixo do eixo condilar em relação ao plano mandibular, com consequente menor diminuição do ângulo palatino, indicando uma rotação morfogenética posterior da mandíbula ocorrida durante o período do estudo nos pacientes com má oclusão de Classe II. Dessa forma, os resultados do presente estudo demonstram que os sinais clínicos da má

oclusão de Classe II se manifestam na fase da primeira dentição e persistem durante o período da dentição mista.

[71]Bishara et al. realizaram uma comparação longitudinal das alterações nas estruturas faciais e dentárias em indivíduos normais e não tratados da Classe II/1, desde a primeira dentição até à dentição permanente. Foram recolhidos registos completos de 65 indivíduos em três fases de desenvolvimento: aquando da conclusão da formação da mordida inicial, após a erupção completa dos primeiros molares permanentes, com exceção dos terceiros molares, e após a erupção completa de toda a dentição permanente. Em secção transversal, apenas o comprimento mandibular (Ar-Pog) diferiu significativamente entre os grupos nos estágios iniciais de desenvolvimento. Além disso, a diferença nos estágios posteriores não foi significativa, indicando a possibilidade de algum crescimento de recuperação nos indivíduos da Classe II. A comparação das mudanças gerais da primeira dentição para a dentição permanente entre os indivíduos da Classe II/1 e os indivíduos normais mostrou uma série de diferenças significativas, incluindo maior comprimento mandibular e maxilar no grupo normal e maior convexidade esquelética e de tecidos moles no grupo da Classe II.

[72]Lau e Hugg examinaram o padrão craniofacial de crianças do sul da China com mordida de Classe II/1. Compararam-nas com caucasianos com má oclusão de Classe II/1 e com as normas da população chinesa. Foram efectuadas radiografias cefalométricas laterais de 105 chineses com má oclusão de Classe II/1. Com

exceção do ângulo do incisivo inferior em relação ao plano mandibular e do ângulo do plano maxilar, todas as medidas angulares dentárias e esqueléticas selecionadas mostraram diferenças significativas entre os chineses normais e os chineses com má oclusão de Classe II/1. Em comparação com os caucasianos, os chineses com má oclusão de Classe II/1 tinham mandíbulas menos retrusivas, maxilas mais pronunciadas, ângulos do plano mandibular mais acentuados, queixos mais achatados e incisivos superiores mais fortes.

[73]Wilhelm et al. realizaram um estudo longitudinal retrospetivo de modelos esqueléticos de Classe I e Classe II com 1 mês, 2 anos e 14 anos de idade para comparar 7 medidas cefalométricas da base do crânio. Foi selecionada uma amostra de 21 indivíduos da Classe II e 22 da Classe I. Concluíram que a evidência de um maior ângulo da base do crânio ou de um ângulo de sela rombo não foi confirmada nos modelos esqueléticos da Classe II e que os padrões de crescimento da base do crânio eram semelhantes nos indivíduos da Classe I e da Classe II.

[74]Anwar e Fida investigaram a compensação dentária e esquelética em doentes com displasia esquelética vertical. Determinaram também quais os factores dentoalveolares mais susceptíveis de compensar a desproporção vertical da mandíbula. Foram realizadas análises cefalométricas de 186 pacientes ortodônticos em radiografias cefalométricas laterais antes do tratamento. Com base no ângulo SN-MP, os modelos faciais foram categorizados como

hiperdivergentes, normodivergentes e hipodivergentes. Foi encontrada uma relação negativa entre LI-MP e o ângulo SN-MP, enquanto foi observada uma relação linear positiva entre LAMdH e o ângulo SN-MP. De todas as alturas dentoalveolares, a LAMdH apresentou a associação mais forte e a UAMxH a mais fraca com os parâmetros esqueléticos. Concluiu-se que o parâmetro UAMxH foi o menos capaz de compensar a displasia vertical e os parâmetros LI-MP e LAMdH foram os mais capazes de compensar a displasia vertical.

Diferentes estudos relataram resultados conflitantes em relação à morfologia facial vertical em pacientes com má oclusão de Classe II. [631011,67,72]Siriwat e Jarabak descreveram que o padrão de crescimento vertical neutro é o achado mais comum em pacientes com Classe II, enquanto outros pesquisadores avaliaram os padrões hipodivergente e hiperdivergente como os tipos faciais verticais mais comuns em pacientes com Classe II.

DISCUSSÃO:

O diagnóstico da morfologia facial vertical em pacientes ortodônticos com más oclusões de Classe II é de extrema importância, pois o profissional deve estar atento aos sistemas de forças planejados para o tratamento e compreender as reações adversas de sistemas de forças aplicados de forma imprecisa. Para indivíduos com um padrão facial vertical longo, a altura facial posterior deve ser cuidadosamente controlada, pois um aumento na altura facial posterior resultará em um aumento indesejável na altura facial anterior. Além disso, a inclinação do segmento do lábio inferior, a distalização dos molares superiores e o shingling dos segundos molares não são recomendados, ao contrário dos indivíduos com uma morfologia facial curta.

No tratamento de pacientes com dimensão vertical excessiva, é fundamental evitar a extrusão dos segmentos dentários laterais. A dimensão vertical da maxila na região posterior pode ser controlada por forças intrusivas proporcionadas pelo aparelho extrabucal, arco transpalatino ou outros métodos. A razão para isso é que a extrusão na região molar impede a correção efetiva da má oclusão com dimensão vertical excessiva e grande altura facial anterior. Consequentemente, o clínico deve entender esses conceitos durante o diagnóstico e o planejamento do tratamento para que a tração extrabucal possa ser planejada para controlar a dimensão vertical durante o tratamento. Além disso, o uso de elásticos de Classe II pode ser uma das forças mais prejudiciais que actuam sobre um paciente com uma grande altura facial anterior. Quando os elásticos de Classe II são intencionalmente usados em pacientes com um ângulo alto, a mandíbula cai para baixo e para trás, aumentando a discrepância sagital.

Os pacientes com más oclusões de Classe II e crescimento facial anterior aumentado têm problemas estéticos e funcionais. Os ortodontistas e o público em geral consideram o crescimento facial vertical extremo e os perfis excecionalmente convexos pouco atractivos.[75-78] Sabe-se também que as pessoas com hiperdivergência têm músculos mastigatórios mais pequenos e uma força de mordida mais fraca do que as pessoas com uma hiperdivergência ou hipodivergência normais.[39] A fraqueza muscular está inversamente relacionada com os contactos oclusais, o suporte oclusal e a eficiência mastigatória.[79] Por conseguinte, a avaliação da dimensão facial vertical é necessária para um diagnóstico adequado, planeamento do tratamento, desenvolvimento de sistemas de força apropriados, melhoria da eficiência mastigatória oral e melhoria da estabilidade dos resultados após o tratamento ortodôntico.

A anamnese, o exame clínico, o exame das impressões, o exame cefalométrico e as fotografias faciais são utilizados para criar um plano de tratamento personalizado.[80]

A sobremordida é um dos parâmetros mais importantes na avaliação de moldes. É um dos factores utilizados para avaliar a relação sagital. Nos adolescentes que completaram o surto de crescimento, a sobremordida é considerada o ponto de referência mais importante para decidir sobre a intervenção cirúrgica ou ortodôntica, para além do perfil facial. Se a sobremordida for superior a 10 mm, a cirurgia é geralmente a opção de tratamento mais eficaz.[81]

Por outro lado, a sobremordida nem sempre é um parâmetro fiável para a relação sagital dos maxilares em pacientes com malformações de Classe III.[81] A análise cefalométrica é importante para uma avaliação abrangente e precisa da relação dos maxilares, uma vez que duas anomalias podem parecer idênticas quando se analisam moldes de gesso, mas um exame cefalométrico correto pode mostrar que o problema subjacente é completamente diferente.

[411,67]É bem conhecido na literatura que a sobremordida é um bom preditor da relação sagital da mandíbula, mas estudos recentes descrevem que a sobremordida também é um bom preditor da morfologia facial vertical. Observaram uma correlação positiva entre o aumento da sobremordida e uma tendência para uma morfologia facial alongada.

[67]Saltaji et al. realizaram um estudo para determinar a relação entre a morfologia facial vertical e as relações sagitais avaliadas por sobremordida, Wits Appraisal

e ângulo ANB em pacientes esqueléticos e com dentição classe II. Eles relataram que o tipo de crescimento vertical foi identificado como o principal fator que influencia a extensão da sobremordida. Para além disso, o ângulo no plano basal de PP:Go-Me e o ângulo no eixo Y (N S Gn) foram os preditores mais importantes da extensão da sobremordida. Além disso, o padrão de crescimento vertical foi identificado como um fator que influencia os parâmetros do rácio esquelético sagital, tais como o ângulo ANB e a pontuação de Wits. A partir disso, concluíram que a extensão da sobremordida é um preditor moderadamente significativo da morfologia facial vertical em pacientes Classe II não tratados. Isso se deve ao fato de que, à medida que o tamanho da sobremordida aumenta, Ar Go Me, eixo Y, S-N:Go-Me e PP:Go-Me aumentam, enquanto S-Go/N-Me e S-N:PP diminuem.

[11]Num outro estudo, Saltaji et al. analisaram a morfologia da região craniofacial em três tipos diferentes de sobremordida, que foram divididos em grupos com sobremordida normal, aumentada e extrema, dependendo da extensão da sobremordida. Descreveram uma relação positiva entre a quantidade de sobremordida e a tendência de aumento da altura facial anterior. À medida que a quantidade de sobremordida aumentava, PP:Go-Me, S-N:Go-Me e o ângulo do eixo Y aumentavam, enquanto Ar-Go, S-Go/N-Me e N-Me diminuíam. Esta correlação foi observada em maior grau nas mulheres do que nos homens. Os pacientes com tamanho normal do arco supraorbital apresentaram um padrão facial horizontal, e os pacientes com tamanho aumentado do arco supraorbital

apresentaram um padrão facial intermédio. Em contraste, os pacientes com sobremordida extrema apresentaram um padrão facial vertical e um ramo mandibular mais curto. Além disso, concluíram que a mandíbula era retrognata e a maxila estava posicionada normalmente nos três grupos. Esclareceram que a sobremordida extrema poderia estar relacionada a um aumento da altura facial anterior devido a um desequilíbrio entre as forças musculares extraorais e intraorais que ocorrem durante a respiração bucal e a deglutição com a língua retraída.

[68]Tanaka et al. realizaram um estudo para investigar a correlação entre a pontuação Wits, a pontuação AF-BF e o ângulo ANB. Além disso, investigaram os efeitos do tipo de face sobre esses valores. Dividiram toda a amostra de 118 indivíduos não tratados em três grupos de acordo com a morfologia facial vertical e mediram a pontuação de Wits, a pontuação AF-BF e o ângulo ANB. O estudo mostrou uma correlação positiva entre a morfologia facial vertical, o ANB e o Wits (R2 = 0,62). Concluiu-se que o padrão facial não tem influência na correlação entre o ângulo ANB e a pontuação AF-BF e entre o ângulo ANB e a pontuação Wits. Por outro lado, o padrão vertical da face influencia os valores dos escores AF-BF, o ângulo ANB e o valor de Wits.

[63]Siriwat e Jarabak investigaram as relações entre a morfologia facial e a má oclusão dentária e analisaram também o dimorfismo sexual. Uma amostra de 500 indivíduos foi examinada por cefalometria de raios X, utilizando a análise do rácio da altura facial de Jarabak como uma abordagem mensural para descrever

a morfologia craniofacial. Concluíram que, com base na relação altura facial, um tipo de crescimento neutro foi predominante na má oclusão de Classe I e II/I e um tipo de crescimento hipodivergente foi predominante na má oclusão de Classe II/2 e III. A maioria das mulheres apresentou um tipo de crescimento neutro, enquanto a maioria dos homens apresentou um tipo de crescimento hipodivergente. Foram encontradas correlações relativamente fortes entre o rácio da altura facial e a altura do tálus, o ângulo palatino, o ângulo mandibular, o ângulo oclusal mandibular, o ângulo de Frankfort mandibular, o ângulo palatino mandibular e o eixo Y.

[7]Al-Khatib e Al-Khatib investigaram as caraterísticas esqueléticas e dentárias associadas às anomalias de Classe II/1 e II/2 nas dimensões anteroposterior e vertical numa amostra da população jordana. Eles avaliaram 551 telerradiografias laterais, incluindo 293 filmes com classe II/1 e 258 filmes com classe II/2. Em ambos os casos, foi encontrada uma maxila prognática, enquanto a mandíbula era ortognática na classe II/2 e retrognática na classe II/1. Além disso, na dimensão vertical, houve um aumento significativo da HFAE nos pacientes da Classe II/1, enquanto houve uma diminuição significativa da HFAE nos pacientes da Classe II/2. A partir disso, concluíram que o aumento da altura facial anterior vertical, o padrão esquelético da Classe II e a diminuição do ângulo interdental são caraterísticas comuns da má oclusão de Classe II/1.

[8]McNamara (McNamara) investigou os componentes da má oclusão de Classe II em crianças com idades compreendidas entre os 8 e os 10 anos. Verificou que a

HFAI excessiva e a retrusão mandibular estavam entre os achados mais comuns em pacientes com má oclusão de Classe II.

[10]Pancherz et al. compararam a morfologia dento-esquelética de 156 crianças com mordida de Classe II/2 e 347 crianças com mordida de Classe II/1. Os resultados do estudo mostraram uma grande variabilidade. Foram observadas hipodivergência e hiperdivergência em ambos os grupos, bem como relações esqueléticas das bases maxilofaciais de Classe II e Classe III. A maioria dos indivíduos apresentou altura facial anterior inferior reduzida e deficiência mandibular. Com isso, concluíram que não houve diferença significativa nas caraterísticas faciais verticais e sagitais entre as más oclusões de Classe II, Classe 2 e Classe 1, com exceção da posição dos incisivos superiores.

[60]Ishii et al. analisaram as caraterísticas craniofaciais de 190 raparigas japonesas com más oclusões de Classe II Divisão 1. Dividiram os indivíduos, com idades compreendidas entre os 7,6 e os 15,10 anos, em três grupos de acordo com a sua dentição: dentição mista média, dentição mista tardia e dentição permanente precoce. As medidas cefalométricas dos indivíduos com más oclusões de Classe II/1 foram comparadas com as dos controlos japoneses de Classe I. Além disso, concluíram que as raparigas japonesas com má oclusão de Classe II/1 tinham um ângulo SNB significativamente mais pequeno, uma rampa mandibular curta e um ângulo do plano mandibular grande, correspondendo a um tipo facial hiperdivergente.

[62]Karlsen e Krogstad compararam dois grupos de mulheres, um com uma base de mandíbula ântero-posterior normal e outro com uma base de mandíbula distal, que foram selecionadas aos 6 anos de idade e comparadas até aos 18 anos. O objetivo do estudo era identificar as caraterísticas morfológicas que contribuem para a relação distal da mandíbula e comparar o crescimento entre os grupos. Verificaram que o comprimento reduzido do corpo mandibular e o aumento do ângulo MP-SN apresentaram diferenças significativas entre os grupos. Concluíram que o crescimento insuficiente do comprimento do corpo mandibular entre as idades de 6 e 12 anos contribuiu para a deterioração da relação da base mandibular distal. Verificou-se também que a mandíbula apresentava um padrão de crescimento mais vertical do que o normal.

[66]Riesmeijer et al. compararam bases de dados de medições craniofaciais longitudinais, incluindo o Estudo Longitudinal de Fels, o Estudo de Crescimento de Michigan e o Estudo de Crescimento de Nijmegen, utilizando um conjunto de 12 medições craniofaciais em cefalogramas laterais. As idades dos indivíduos variavam entre 7-14 anos para o sexo feminino e 9-14 anos para o sexo masculino. Para além disso, concluíram que os indivíduos da Classe II apresentavam um maior ângulo SNA e SN-GoMe em comparação com os indivíduos da Classe I.

[72]Lau e Hugg estudaram os padrões craniofaciais de 105 crianças do sul da China com deformidades de Classe II/1. Compararam-nas com crianças caucasianas

com deformidades de Classe II/1 e crianças chinesas normais. Relataram que os chineses com Classe II/1 tinham uma maxila mais pronada, um queixo mais plano, uma mandíbula menos recuada, uma maior inclinação dos incisivos superiores e um maior ângulo mandibular em comparação com os caucasianos.

A vantagem de avaliar a morfologia facial vertical de indivíduos em idade de crescimento da Classe II/1 é que, para indivíduos da Classe II/1 com um padrão facial hiperdivergente, o tratamento envolve o uso de um aparelho extrabucal de alta tração que restringe o crescimento vertical e para frente da maxila e facilita a rotação para cima e para frente da mandíbula. Isto ajuda a reduzir a sobremordida e a reduzir a altura da parte frontal da face. Em combinação com um aparelho funcional, existe também um efeito sinérgico que promove o crescimento anterior do maxilar inferior e reduz a sobremordida. Se os pacientes tiverem problemas com as dimensões sagital e vertical após o crescimento completo, estes só podem ser tratados com procedimentos invasivos, como mini-implantes e cirurgia ortognática.

Literatura

1. Kuiterth R, Beckmann S, van Loenen M, Tuensing B, Zentner A. Compensação dentoalveolar em pessoas com displasia esquelética vertical. Am J Orthod Dentofacial Orthop. 2006;129:649-57.
2. Ishikawa H, Nakamura S, Iwasaki H, Kitazawa S, Tsukada H, Sato Y. Compensação dentoalveolar associada a alterações nas relações sagitais dos maxilares. Angle Orthod. 1999;69:534-8.
3. Bishara S.E., editor. Textbook of Orthodontics. Philadelphia: WB Saunders Co; 2001. p. 53-60.
4. Zupancic S, Pohar M, Farcnik F, Ovsenik M. Overjet como um preditor das relações esqueléticas sagitais. Eur J Orthod. 2008;30:269-73.
5. Gul-i, Fida M. The nature of malocclusion in orthodontic patients: a hospital-based study. J Ayub Med Coll Abbott. 2008;20:43-7.
6. Hassan A.H. Caraterísticas cefalométricas das más oclusões de classe II divisão 1 numa população saudita que vive na região ocidental. Saudi Dental J. 2011 ;23:23-7.
7. Al-Khatib E.A., Al-Khatib S.N. Componentes anteroposterior e vertical da má oclusão de II Classe 1 e 2. Angle Orthod. 2009;79:859-66.
8. McNamara JA. Componentes da má oclusão de Classe II em crianças de 8 a 10 anos. AngleOrthod. 1981;51:177-202.

9. Rosenblum RE. Má oclusão de Classe II: retrusão mandibular ou protrusão

maxilar? Angle Orthod. 1995;65:49-62.

lO.Pancherz H, Zieber K, Hoyer B. Caraterísticas cefalométricas das más oclusões de Classe II-1 e Classe II-2: um estudo comparativo em crianças. Angle Orthod. 1997;67:111-20.

2 1 Saltaji H, Flores-Mir C, Major PW, Youssef M. A relação entre a morfologia facial vertical e a sobremordida em indivíduos Classe II não tratados. Angle Orthod. 2012;82:432-40.

12 Ackerman JL, Proffit WR, Sarver DM. O novo paradigma dos tecidos moles no diagnóstico ortodôntico e no planeamento do tratamento. Clin Orthod Res. 1999;2:49-52.

13 Sicher H. O crescimento da mandíbula. Am J Orthod. 1947;33:30-5.

14 Scott JH. A cartilagem do septo nasal. Br Dent J. 1953;95:37-44.

15 Moss ML, Salentijn L. O papel primário das matrizes funcionais no crescimento facial. Am J Orthod. 1969;55:566-77.

16 Carlson D.S. Teorias do crescimento craniofacial na era pós-genómica. Semin Orthod. 2005;11:172-83.

17 Petrovic A. Controlo do crescimento pós-natal da cartilagem mandibular secundária por mecanismos que regulam a oclusão. Um modelo cibernético. Trans Eur Orthod Soc. 1974;69-75.

18 Koski K, Ronning O. Growth potential of subcutaneously transplanted rat cranial base synchondroses. Ata Odontol Scand. 1969;27:343-57.

19 Copray JC. Crescimento da cartilagem do septo nasal do rato in vitro. J Anat. 1986;144:99-111.

20 Bjork A. Alterações nos padrões de crescimento da mandíbula humana: um estudo radiográfico longitudinal por implantação. J Dent Res. 1963;42:400-11.

21 Bjork A. Previsão da rotação mandibular. Am J Orthod. 1969;55:585- 99.

22 Schendel SA, Eisenfeld J, Bell WH, Epker BN, Mishelevich J. Síndrome da face longa: redundância maxilar vertical. Am J Orthod. 1976;70:398-408.

23 Opdebeeck H, Bell WH. A síndrome da face curta. Am J Orthod. 1978;73:499- 511.

24 Smith H.F. Que regiões do crânio reflectem de forma fiável as distâncias moleculares nos seres humanos? Evidências baseadas na morfologia tridimensional. Am J Hum Biol. 2009;21:36-47.

25 von Kramon-Taubadel N. Relative effectiveness of functional and developmental cranial modules for reconstructing global human population history (Eficácia relativa dos módulos cranianos funcionais e de desenvolvimento na reconstrução da história da população humana global). Am J Phys Anthropol. 2011;146:83-93.

26 Johannsdottir B, Thorarinsson F, Thordarson A, Magnusson TE. Heritability of craniofacial traits between parents and offspring using lateral cephalograms. Am J Orthod Dentofacial Orthop. 2005;127:200-7.

27 Miura F, Soma K, Kuroki T. Caraterísticas genéticas e ambientais da morfologia dento-craniofacial de um estudo com índios latino-americanos. KokubyoGakkaiZasshi. 1991;58:169-81.

28 Zhou J,Lu Y,Gao XH,Chen YC,Lu JJ,Bai YXet al. O gene do recetor da hormona do crescimento está associado ao crescimento mandibular numa população chinesa. J Dent Res. 2005;84:1052-6.

29 Liu F, van der Lijn F, Schurmann C, Zhu G, Chakravarty MM, Hysi PG et al. Um estudo de associação de todo o genoma identifica cinco loci que influenciam a morfologia facial em europeus. PLoS Genet.2012;8(9):e1002932.

30 McFadden LR, McFadden KD, Precious DS. Effects of controlled diet consistency and cage conditions on mandibular growth in rats. Anat Rec. 1986;215:390-6.

31 Yamada K, Kimmel DB. Effect of dietary consistency on bone mass and bone turnover in the growing rat mandible. Arch Oral Biol. 1991;36:129-38.

32 Kiliaridis S, Shyu BC. Isometric muscle tension induced by masticatory muscle stimulation after prolonged changes in food consistency in growing rats. Arch Oral Biol. 1988;33:467-72.

33 Engstrom K, Kiliaridis S, Tilander B. A relação entre a função mastigatória e a morfologia craniofacial. II. um estudo histológico no rato em crescimento alimentado com uma dieta mole. Eur J Orthod. 1986;8:271-9.

34 Kiliaridis S, Engstrom C, Thilander B. A relação entre a função mastigatória e a morfologia craniofacial. I. Análise cefalométrica longitudinal no rato em crescimento, alimentado com alimentos macios.

Eur J Orthod. 1985;7:273-83.

35 Watt DG, Williams CH. Effect of physical consistency of diet on growth and development of the rat mandible and maxilla (Efeito da consistência física da dieta no crescimento e desenvolvimento da mandíbula e maxila do rato). Am J Orthod. 1951;37:895-928.

36 Mateus AR, Dolci JE, Costa HO, Sousa FC, di Biase N. Estudo experimental do efeito da atividade muscular facial sobre a mesoestrutura óssea facial em coelhos. Braz J Otorrinolaringol. 2008;74:685-90.

37 Bouvier M, Hylander WL. Effect of diet consistency on gross and histological morphology of the craniofacial region of young rats (Efeito da consistência da dieta na morfologia grosseira e histológica da região craniofacial de ratos jovens). Am J Anat. 1984;170:117- 26.

38 Kiliaridis S, Johansson A, Haraldson T, Omar R, Carlsson GE. Morfologia craniofacial, caraterísticas oclusais e força de mordida em indivíduos com maior desgaste dentário oclusal. Am J Orthod Dentofacial Orthop. 1995;107:286-92.

39 Proffit WR, Fields HW, Nixon WL. Forças oclusais em adultos com faces normais e longas. J Dent Res. 1983;62:566-70.

40 Aznar T, Galan AF, Marin I, Dominguez A. O diâmetro da arcada dentária e a sua relação com os hábitos orais. Angle Orthod. 2006;76:441-5.

41 Katz CR, Rosenblatt A, Gondim PP. Hábitos de sucção não-nutritiva em crianças brasileiras: Efeitos nos dentes decíduos e relação com a morfologia facial. Am J Orthod Dentofacial Orthop. 2004;126:53-7.

42 Brattstrom V, Odenrick L, Kvam E. Morfologia do sistema dentoalveolar em crianças que tocam instrumentos de sopro: um estudo longitudinal. Eur J Orthod. 1989; 11: 179-85.

43 Brattstrom V, Odenrick L, Leanderson R. Morfologia do sistema dentoalveolar em cantores de ópera profissionais. Ata Odontol Scand. 1991;49:147-51.

44 Yamada T, Tanne K, Miyamoto K, Yamauchi K. Effect of nasal airway obruction on craniofacial growth in young Macacafuscata monkeys. Am J Orthod Dentofacial Orthop. 1997;111:38-43.

45 Josell SD. Hábitos que afectam o crescimento e desenvolvimento dos dentes e da articulação temporomandibular. Dent Clin North Am. 1995;39:851-60.

46 Valera FC, Trawicki LV, Mattar SE, Matsumoto MA, Elias AM, Anselmo-Lima VT. Alterações musculares, funcionais e ortodônticas em pré-escolares com adenóides e amígdalas aumentadas. Int J Pediatr Otorhinolaryngol. 2003;67:761-70.

47 Rubin RM. Modo respiratório e crescimento facial. Am J Orthod. 1980;78:504- 10.

48 Peltomaki T. Influência do modo de respiração no crescimento craniofacial - revisitado. Eur J Orthod. 2007;29:426-9.

49 Moore A. Observações sobre a respiração bucal. Bull N Z Soc Periodontol. 1972;33:9- 11.

50 Quick CA, Gundlach KK. Faces adenoides. Laryngoscope. 1978;88:327-

33.

51 Linder-Aronson S, Backstrom AA. Comparação entre indivíduos que respiram pela boca e pelo nariz em relação à oclusão e ao tamanho facial. Odontol Revy. 1960;11:343-76.

52 Linder-Aronson S. Adenóides: A sua influência no padrão respiratório e no fluxo de ar nasal e a sua relação com as caraterísticas do esqueleto facial e do palato. Um estudo biométrico, rinomanométrico e cefalométrico-radiográfico de crianças com e sem adenóides. ActaOtolaryngol. Suppl. 1970;265: 1-132.

53 Linder-Aronson S. The effects of adenoidectomy on the teeth and nasopharynx (Os efeitos da adenoidectomia nos dentes e na nasofaringe). Trans Eur Orthod Soc. 1972:177-86.

54 Dunn G.F., Green L.J., Kunath J.J. Relação entre variações na morfologia mandibular e variações no tamanho das vias aéreas nasofaríngeas em gémeos monozigóticos. Angle Orthod. 1973;43:129-35.

55 Koski K, Lahdemaki P. Ajuste mandibular em crianças com adenóides. Am J Orthod. 1975;68:660-5.

56 Handelman K.S., Osborne G. Crescimento da nasofaringe e desenvolvimento da adenoide de um ano a dezoito anos de idade. Angle Orthod. 1976;46:243-59.

57 Souki BQ, Lopes PB, Pereira TB, Franco LP, Becker HM, Oliveira DD. Crianças com respiração bucal e padrões cefalométricos: o estágio de desenvolvimento dentário é importante? Int J Pediatr Otorhinolaryngol.

2012;76:837-41.

58 Carlsen A.T. Morfologia da região craniofacial em crianças com dentição angular de Classe II-1 com e sem mordida profunda. Angle Orthod. 1994;64:437-46.

59 Kim J, Nielsen IL. Um estudo longitudinal do crescimento condilar e da rotação mandibular em indivíduos não tratados com más oclusões de Classe II. Angle Orthod. 2002;72:105-11.

60 Ishii N, Deguchi T, Hunt NP. Morfologia craniofacial de raparigas japonesas com má oclusão de Classe II Divisão 1. J Orthod. 2001;28:211-5.

61 Sayin M.O., Turkahraman H. Avaliação cefalométrica de mulheres sem crescimento com patologia esquelética e dentária de classe II, divisão 1. Angle Orthod. 2005;75:656-60.

62 Karlsen A. T., Krogstad O. Morfologia e crescimento de perfis faciais convexos: um estudo longitudinal. Angle Orthod. 1999;69:334-44.

63 Siriwat PP, Jarabak JR. Relação entre má oclusão e morfologia facial? Um estudo epidemiológico. Angle Orthod. 1985;55:127-38.

64 Bacon W, Eiller V, Hildwein M, Dubois G. A base do crânio em pessoas com classe dentária e esquelética II. Eur J Orthod.1992;14:224-8.

65 Anderson DL, Popovich F. Altura craniana inferior versus dimensões craniofaciais numa mordida em ângulo de Classe II. Angle Orthod. 1983;53:253-60.

66 Riesmeijer AM, Prahl-Andersen B, Mascarenhas AK, Joo BH, Vig KW.

Comparação dos padrões de crescimento craniofacial de Classe I e Classe II. Am J Orthod Dentofacial Orthop. 2004;125:463-71.

67 . Saltaji H, Flores-Mir C, Major PW, Youssef M. Padrão facial vertical e rácio sagital em pacientes com má oclusão de Classe II: estão relacionados? World J Orthod. 2012;1:115-20.

68 Tanaka JL, Ono E, Filho Medici E, Cesar de Moraes L, Cezar de Melo Castilho J, Leonelli de Moraes ME. Efeito do gabarito facial no ANB, AF-BF e escore de Wits. World J Orthod. 2006;7:369-75.

69 Banabilh SM, Samsudin AR, Suzina AH, Dinsuhaimi S. Forma do perfil facial, má oclusão e morfologia palatina em pacientes da Malásia com apneia obstrutiva do sono. Angle Orthod. 2010;80:37-42.

70 Baccetti T, Franchi L, McNamara JA Jr, Tollaro I. Caraterísticas dentofaciais precoces da má oclusão de Classe II: um estudo longitudinal da dentição primária à mista. Am J Orthod Dentofacial Orthop. 1997;111:502-9.

71 Bishara SE, Jakobsen JR, Vorhies B, Bayati P. Alterações nas estruturas dentofaciais em indivíduos não tratados com dentes da classe II secção 1 e indivíduos normais: um estudo longitudinal. Angle Orthod. 1997;67:55-66.

72 Lau JW, Hagg U. Morfologia cefalométrica de chineses com má oclusão de Classe II Divisão 1. Br Dent J. 1999;186:188-90.

73 Wilhelm BM, Beck FM, Lidral AS, Wiig KW. Comparação do crescimento da base do crânio em modelos esqueléticos de Classe I e Classe II. Am J Orthod Dentofacial Orthop. 2001;119:401-5.

74 Anwar N, Fida M. Compensação da displasia vertical e sua aplicação clínica. Eur J Orthod. 2009;31:516-22.

75 Naini FB, Donaldson NA, MacDonald F, Coburn MT. A influência da altura do queixo na perceção da atratividade dos pacientes ortognáticos, leigos e clínicos. Angle Orthod. 2012;82:88-95.

76 Czarnecki ST, Nanda RS, Currier GF. A perceção de um perfil facial equilibrado. Am J Orthod Dentofacial Orthop. 1993;104:180-7.

77 Michiels G, Sather AH. Determinantes da atratividade facial numa amostra de mulheres brancas. Int J Adult Orthodon Orthognath Surg. 1994;9:95-103.

78 Maple JR, Vig KW, Beck FM, Larsen PE, Shanker S. A comparison of physician and consumer perceptions of facial profile attractiveness (Comparação das percepções dos médicos e dos consumidores sobre a atratividade do perfil facial). Am J Orthod Dentofacial Orthop. 2005;128:690-6.

79 Owens S., Bushang P. H., Throckmorton G. S., Palmer L., English J. Chewing and areas of oclusal and near contact in people with normal oclusion and malocclusion. Am J Orthod Dentofacial Orthop. 2002;121:602-9.

80 Proffit WR, Fields HW, editores. Modern Orthodontics. 4 [th]ed. St Louis:

C. V. Mosby; 2007.

81.Iwasaki H , Ishikawa H , Chowdhury L, Nakamura S, Iida J. Caraterísticas do ângulo ANB e da pontuação de Wits na avaliação esquelética de pacientes com Classe III de Angle. Eur J Orthod. 2002;24:477-83.

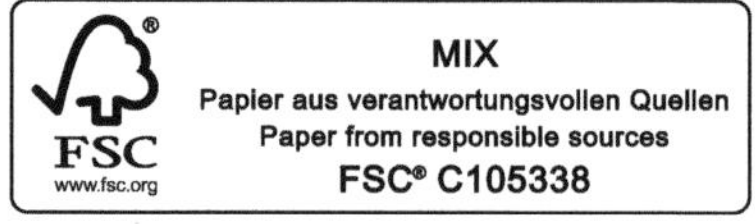

Printed by Books on Demand GmbH, Norderstedt / Germany